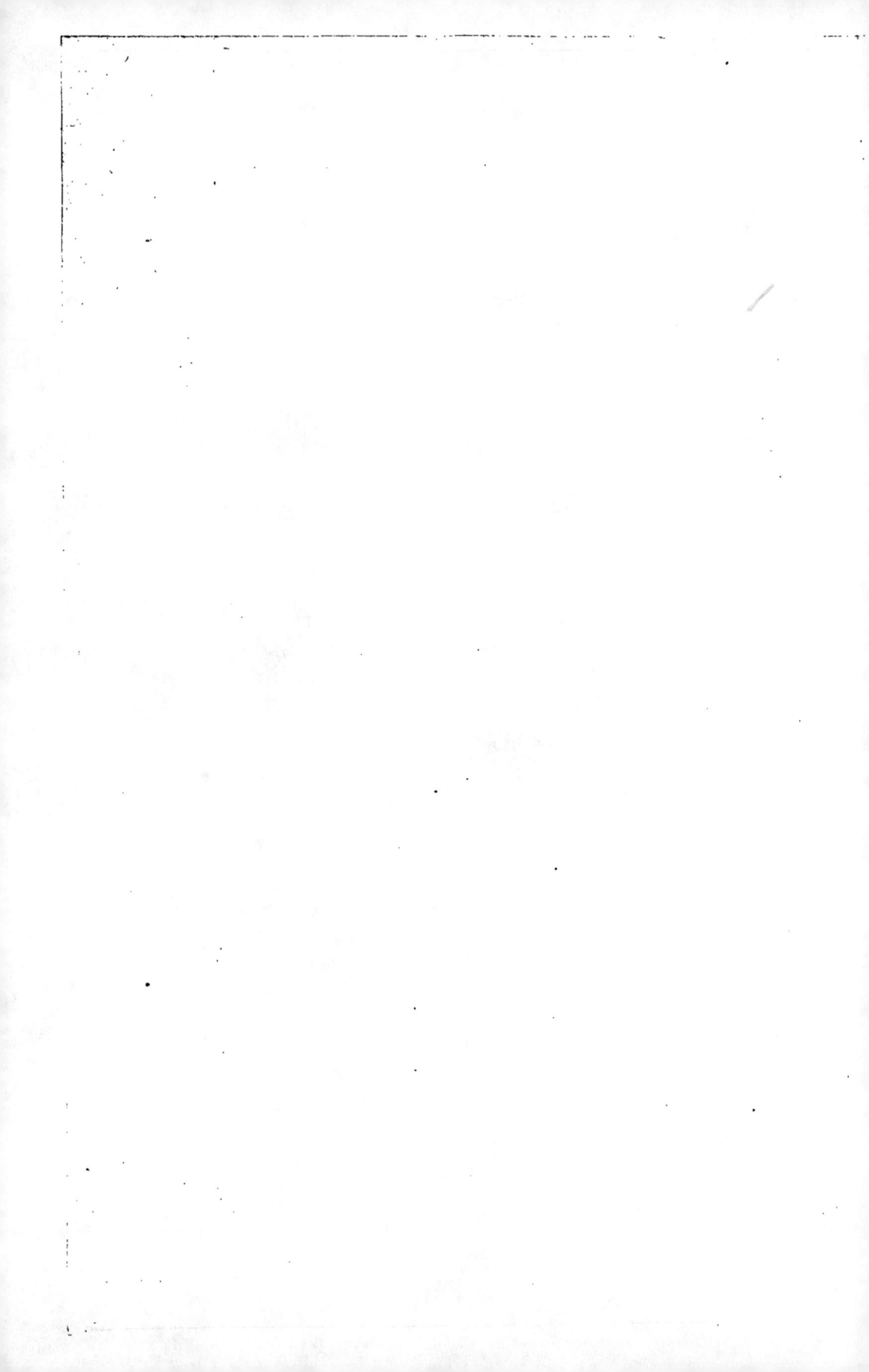

HOLO-IATRIE

ET

TOPO-IATRIE

DISCUSSION

ENTRE

MM. FLEURY et MARCHAL (de Calvi)

Agrégés de la Faculté de médecine de Paris.

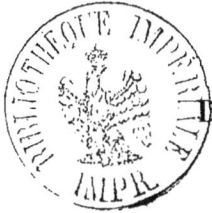

———◦———

（library stamp — BIBLIOTHÈQUE IMPÉRIALE）

PARIS

IMPRIMERIE DE W. REMQUET ET Cie

rue Garancière, 5

1860

J'ai fait, à l'École pratique, en 1859-1860, un cours sous ce titre : Esquisse d'une doctrine holopathique.

La première leçon de ce cours a été publiée dans l'*Union médicale.*

Dans la première partie de cette leçon, je déduisais l'*autonomie* ou existence distincte et indépendante de la médecine de ce que les maladies sont des faits distincts et étrangers au milieu des faits vitaux.

Dans la seconde, j'opposais l'*Holo-iatrie,* qui étudie la maladie dans le tout, à la *Topo-iatrie* ou *localicisme,* qui se borne le plus souvent à la considération de la maladie dans la partie.

M. Fleury fit de cette leçon le sujet d'une lettre critique qu'il m'adressa dans son journal *Le Progrès des sciences médicales.*

Je répondis à M. Fleury, qui me répondit à son tour.

C'est cette polémique, avec une conclusion, que je mets sous les yeux du public médical.

MARCHAL (de Calvi).

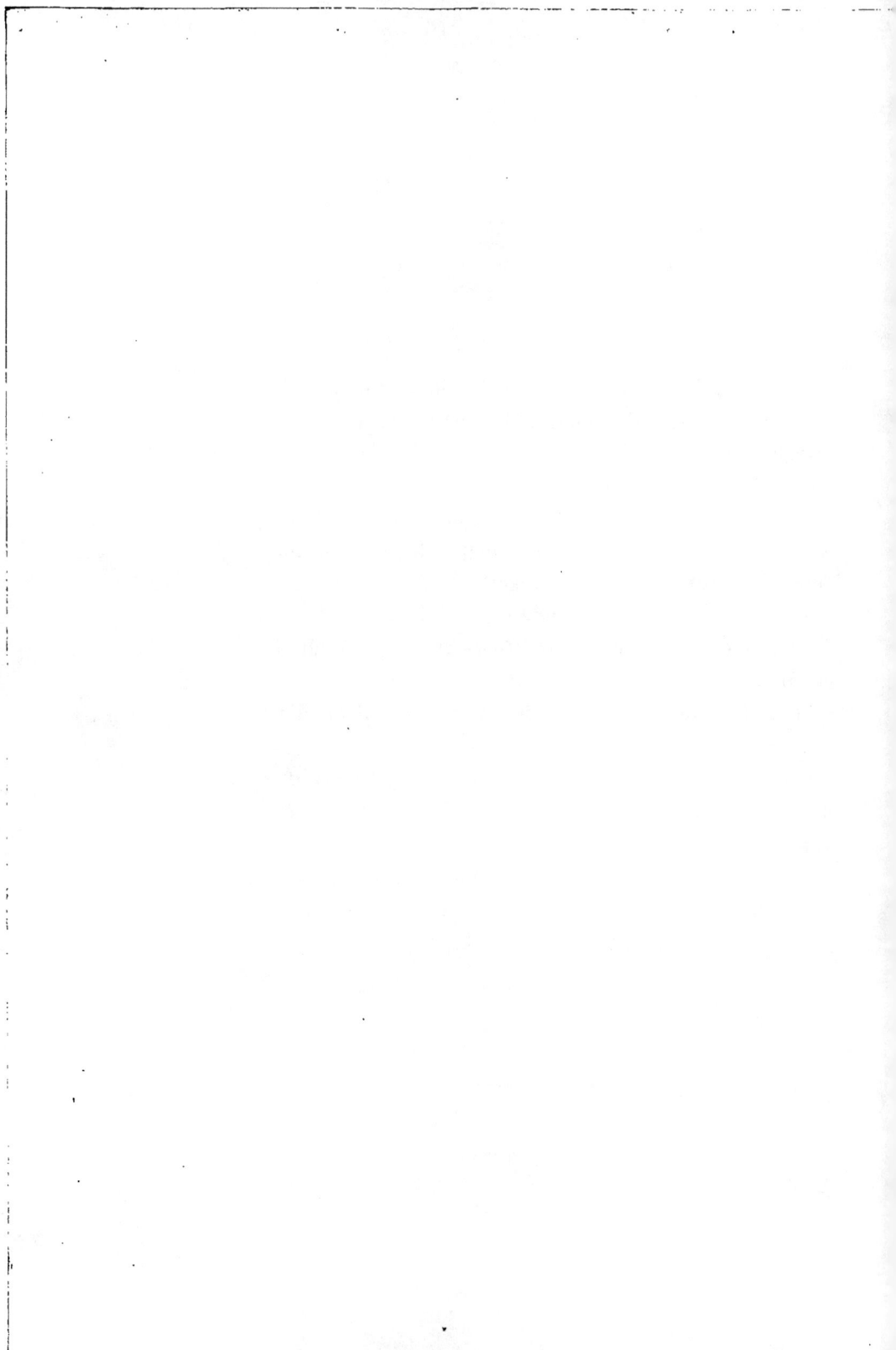

HOLO-IATRIE

ET

TOPO-IATRIE

Lettre de M. Fleury.

Mon cher ami,

Il est des hommes dont la parole a le privilége d'exciter la curiosité et de commander l'attention ; dont les opinions s'imposent au grand nombre, parce qu'à l'originalité du fond se joint le charme séduisant de la forme.

Vous êtes de ces hommes-là, et voilà pourquoi je vous demande la permission de vous soumettre quelques réflexions que m'a suggérées la lecture attentive de votre *Leçon d'ouverture*, publiée par l'*Union médicale* du 18 courant.

Il s'agit de *philosophie scientifique;* mon intervention ne vous étonnera donc pas outre mesure, car vous savez que j'ai la faiblesse d'aimer, d'étudier cette philosophie, et de la défendre tantôt contre les exagérations de ses adeptes, tantôt contre les dédains de ses détracteurs, dédains qui, sous la plume spirituelle de M. Roche, viennent de se traduire par une pure et simple négation.

Nier la philosophie scientifique, cela n'est pas dangereux, même lorsque le détracteur s'appelle M. Roche.

Fausser la philosophie scientifique, cela est fort grave, surtout lorsque l'adepte s'appelle M. Marchal.

L'accusation est bien grosse et vous scandalise fort ! — Rassurez-vous ; nous sommes du même avis au fond ; il ne s'agit que de modifier quelque peu la forme, et j'ai l'intime conviction que nous allons parfaitement nous entendre.

Vous vous demandez tout d'abord : « *La* MÉDECINE *est-elle une science ou un art ?* » et, vous attachant à prouver l'autonomie de la *médecine*, vous prenez à parti A. Comte, MM. Littré et Ch. Robin, et vous leur reprochez d'avoir fait de la *Médecine* une branche de la *Biologie*.

Eh bien, dans les termes que vous employez, l'assertion n'est pas exacte. Il y a ici une *erreur de mot* qu'il importe de faire disparaître.

Tantôt vous désignez sous le nom de *médecine* un certain ensemble de connaissances (anatomie, physiologie, pathologie, thérapeutique); tantôt uniquement et spécialement la *pathologie :* « La MÉDECINE, *ou mieux, la* PATHOLOGIE, » dites-vous.

Or, A. Comte, Littré et Ch. Robin établissent une distinction très-nette, une séparation radicale. Ils ne désignent par le nom de *Médecine* que l'hygiène et la thérapeutique, et séparent complétement de la *Médecine* l'anatomie, la physiologie et la *pathologie*.

Pour eux, l'hygiène et la thérapeutique constituent l'*Art médical* ou *la médecine*, tandis que l'anatomie, la physiologie et la *pathologie* font partie de la biologie, laquelle est l'étude *des êtres organisés, envisagés, au double point de vue statique et dynamique, en eux-mêmes et dans leurs rapports réciproques avec les milieux.*

Cette distinction, établie dans l'ensemble des connaissances comprises jadis, et par le vulgaire encore aujourd'hui, sous le nom de *Médecine*, est-elle légitime, nécessaire? Certes, vous ne le contesterez pas.

« Non-seulement, dites-vous, la *Médecine* est une science, mais elle est deux sciences, et elle est aussi deux arts.

« De même que la pathologie est la science des faits morbides, la matière médicale est la science des médicaments, et de même que le diagnostic est l'art de connaître et de distinguer les faits morbides, la thérapeutique est l'art d'appliquer les médicaments. »

Prenez-y garde, mon cher ami, c'est en réunissant, en confondant ainsi ce qui doit être séparé et distingué, que l'on perpétue les disputes de mots, les stériles et fastidieuses logomachies.

L'*Art médical* consiste à appliquer au diagnostic, à la pro-

phylaxie et à la curation des maladies, les données afférentes four-
nies par les *sciences biologiques* (anatomie normale et pathologique, physiologie normale et pathologique, étude des rapports
réciproques des êtres organisés avec les milieux, pathologie, etc.)
et par les *sciences chimico-physiques* (matière médicale).

Ne nous écartons pas de cette définition, sous peine de retom-
ber dans le chaos.

Maintenant, A. Comte, Littré et Ch. Robin ont-ils eu tort de
comprendre la *pathologie*, ou tout au moins l'*holopathologie*,
dans la *biologie ?* Vous l'affirmez carrément, et vous vous effor-
cez de le démontrer à l'aide des arguments suivants :

« L'on n'a pas distingué, dites-vous, la maladie de la lésion,
le fait général du fait local.

« La médecine, ou mieux, la pathologie, rentre dans la biologie par la lésion, par le fait local ; elle échappe à la biologie
par la diathèse, par l'holopathie, par le fait général. »

Mais, mon cher ami, vous établissez ici une étrange confusion
ou une singulière doctrine. Vous confondez la *lésion* et le *fait
local* et vous leur opposez la *diathèse*, l'*holopathie*, le *fait général.*

Qu'est-ce à dire? N'existe-t-il pas des *lésions locales* et des
lésions générales ? La *diathèse*, l'*holopathie* n'est-elle pas une
lésion générale, comme la *fracture* est une *lésion locale ?* Il
y a donc deux *pathologies : une pathologie locale et biologique, une pathologie générale et médicale ?* Les causes de
l'holopathie sont-elles en dehors de l'*être organisé* envisagé en
lui-même, dans ses ascendants (*hérédité*) et dans ses rapports
avec ses semblables (contagion, etc.) et en dehors du *milieu ?*
Où donc sont-elles en ce cas?

« Si la maladie appartenait à la vie, et il le faudrait pour que
la médecine (lisez : la pathologie) rentrât dans la biologie, *il
s'ensuivrait que la vie n'existerait qu'à l'état morbide.* »

J'accepte la prémisse, mais je ne comprends nullement la
conséquence.

« Les holopathies n'existent pas plus dans la vie *naturellement*, que l'oxygène qui sert à former la rouille n'existe naturellement dans le fer. »

Mais l'oxygène existe dans l'air avec lequel le fer est en contact; or, la biologie comprend précisément l'étude des milieux et des influences réciproques des êtres organisés et des milieux. La fracture du fémur n'existe pas *naturellement dans la vie*, et voilà cependant une lésion locale qu'à ce titre vous devez faire *rentrer* dans la biologie.

« Non, non, vous écriez-vous, quand la mort entre dans la vie, elle y entre avec ses moyens propres...... les diathèses *ne sont pas représentées dans le domaine biologique*, elles entrent dans la vie sans en être. »

Mon cher Marchal, les effets oratoires lancés du haut de la tribune ou de la chaire peuvent avoir un grand succès sur un auditoire bien préparé; mais, en général, ils perdent beaucoup à la lecture, et j'avoue que quand il s'agit de *sciences*, j'ai pour eux peu de sympathie. Trop souvent ils compromettent la justesse du langage, voire celle des idées.

Les diathèses sont parfaitement représentées dans le domaine biologique, mon cher ami. Elles sont représentées par un homme vivant diathésique; par un être organisé qui sera ou qui est atteint de scrofule, de cancer, etc.

Un tuberculeux, un cancéreux, un dartreux ne serait-il pas un être vivant..., avant d'être mort?

« La maladie, dans ce qu'elle a de plus général, est *absolument étrangère à la vie*. »

Elle est hostile à la vie, mais elle ne lui est pas étrangère; un tuberculeux qui n'est pas mort est un homme vivant, et la tuberculisation est si peu étrangère à la vie qu'elle peut être congénitale, et que toujours elle modifie la vie dans ses principales fonctions.

Je crains, mon cher ami, que vous n'ayez confondu la *biologie* et la *physiologie*... malgré l'avertissement de MM. Littré et Ch. Robin, qui disent :

« Le terme biologie a quelquefois, mais à tort, été pris dans un sens plus ou moins restreint, comme synonyme à peu près du terme physiologie. »

Mais alors, pourquoi la *maladie locale* n'est-elle pas aussi *étrangère à la vie* que la *maladie générale?*

« Tout ce qui a caractère de fait biologique, on le voit, on le touche ; tout ce qui est diathèse, holopathie, on ne le voit pas avec les yeux du corps : on le voit avec les yeux de l'esprit. »

Y avez-vous bien pensé ? *Tout ce qui a caractère de fait biologique, on le voit, on le touche !* — Et la *psychologie ?* Avez-vous vu le fluide nerveux ? Avez-vous touché l'imagination et l'esprit ? Avez-vous pesé le jugement et le sens commun ? La psychologie doit-elle aussi être rayée du domaine de la biologie ?

En fait de *lésions,* n'admettez-vous donc que celles que l'on voit par les yeux du corps ? N'existe-t-il pas des dispositions organiques que l'on ne voit que par les yeux de l'esprit, et qui n'en sont pas moins des *lésions,* des *lésions certaines,* locales ou *générales ?*

Et comment justifiez-vous votre dire ? En citant le *souffle invisible et intangible de la rougeole, le levain de l'herpétisme, le vice scrofuleux.*

Mais le *ferment de la syphilis* n'a été que trop vu, que trop touché surtout ! Et qui peut répondre qu'un jour l'on ne verra pas, l'on ne touchera pas le *souffle invisible et intangible de la rougeole* comme celui de la fièvre paludéenne, du choléra, de la peste, etc.?

L'Inconnu est représenté dans une science par un point d'interrogation, par un *desideratum,* par une hypothèse ; l'Inconnu peut justifier telle ou telle classification, mais on ne fonde pas une science sur l'*Inconnu.*

Qu'est-ce donc que l'*Holopathie ?* C'est une diathèse, c'est une prédisposition morbide, c'est une maladie générale ; mais ce n'est pas un être abstrait, une espèce d'*âme* pathologique. C'est une *lésion générale plus ou moins connue,* existant chez un être organisé vivant, et, par conséquent, l'holopathie est représentée dans la biologie par un homme tuberculeux, cancéreux, absolument comme le fait local fracture du fémur est représenté par un homme ayant le fémur fracturé ; c'est sur cet être vivant malade que la biologie (pathologie) recherche et étudie la *lésion* locale ou générale qui est compatible actuellement avec la vie, mais qui compromet la santé dans le présent et l'existence dans l'avenir.

Qu'est-ce donc que l'*Holopathologie ?* C'est l'étude des affections, des maladies, des *lésions générales*, des diathèses ; c'est une section bien connue de toutes les *nosographies*, de toutes les *nosologies*.

Ainsi donc, mon cher Marchal, vous êtes un *holopathologiste* fort distingué, digne d'être écouté et applaudi, mais vous êtes aussi, et par cela même, un *biologiste*.

M. Jourdain faisait de la prose sans le savoir ; vous faites de la biologie sans le vouloir, mais vous la savez bien, et c'est là ce qui fait que nous pouvons et que nous devons nous entendre.

Je vous serre cordialement la main.

Louis FEURY.

P.-S. « *La médecine*, dites-vous, *est essentiellement diathésique, essentiellement holopathique* »... Ceci, mon cher ami, pourra me procurer le plaisir de vous adresser une seconde lettre, mais il faut, auparavant, que je sache si, ou jusqu'à quel point, vous arborez la bannière des pathologistes qui en sont arrivés au point de nier, ou peu s'en faut, l'existence des causes morbifiques externes, locales, accidentelles, fonctionnelles, pour rattacher la pathologie tout entière au *souffle invisible et intangible* de l'herpétisme, de l'arthritisme, etc. Il faut que je sache jusqu'à quel point vous admettez des *maladies sans lésions*, des *effets sans causes*.

L. F.

Réponse de M. Marchal.

Mon cher ami,

Je viens de terminer mon cours, et, d'aujourd'hui seulement, j'ai le temps de répondre à votre article du 24 février sur mon discours d'ouverture. L'intérêt d'actualité est donc plus que périmé, et je m'abstiendrais, si je n'avais à cœur de vous remercier : premièrement, d'avoir pris garde à mon discours ; secondement, de vous être montré obligeant et amical envers l'auteur, tout en critiquant ses idées. Au surplus, mon cher ami, lisez et ensuite publiez ma lettre, si vous le trouvez bon, ou bien mettez-la en réserve pour servir de texte à une conversation que nous pourrons avoir la première fois que j'irai vous serrer la main à Bellevue — notre cher Bellevue.

Cela dit, je réponds à votre feu.

Vous m'accusez d'avoir « faussé la philosophie scientifique, » et vous ajoutez, parlant à ma personne : « L'accusation est bien grosse et vous scandalise fort. » C'est trop peu dire ; elle m'épouvante. Heureusement, vous vous hâtez de me rassurer, et moi-même, d'ailleurs, mettant la main sur ma conscience, je ne me trouve point si *faussaire.*

Mon premier délit, à ce qu'il paraît, serait d'avoir commis une assertion inexacte par *erreur de mot*, en accusant MM. Littré et Robin (que j'admire et que j'honore, sans compter que Robin est un de mes plus anciens et de mes plus chers amis, un ami de la première jeunesse) d'avoir fait de la médecine une branche de la biologie. Erreur, confusion, selon vous ; ce n'est pas la médecine, c'est la pathologie que MM. Littré et Robin ont rattachée à la biologie. Mais, mon cher ami, pour comprendre ce que dit un homme et en juger, il faut se mettre à son point de vue ; or, à mon point de vue, la pathologie est inséparable de la médecine ; dès lors, comment s'y prendrait-on pour agréger l'une à la biologie sans y entraîner l'autre ? N'est-ce pas comme si, lorsque vous êtes dans votre joli jardin de Bellevue, à l'ombre du bel arbre chlorotique que vous savez, un peuplier, je crois, on voulait faire rentrer votre jambe au logis sans le reste de votre corps? Il y faudrait une fragmentation dont je ne puis supporter l'idée et que je détesterais, qui m'affligerait encore plus pour vous que pour la médecine. C'est dire assez combien je vous suis affectionné, car Dieu sait si je gémis de ce partage sacrilége de la médecine, dont la tête serait là-haut en pleine seigneurie scientifique, et le bras là-bas au milieu de la livrée.

Ce qui me chagrine, c'est qu'il résulterait de votre argumentation sur ce premier point, que je ne serais pas toujours bien sûr de ce que je veux dire ; voici dans quels termes vous me le donnez à entendre : « Tantôt vous désignez sous le nom de *médecine* un certain ensemble de connaissances (anatomie , physiologie, pathologie, thérapeutique); tantôt uniquement et spécialement la *pathologie :* la MÉDECINE , ou mieux la PATHO-LOGIE, dites-vous. » Rayez ce grief de votre acte d'accusation, mon cher critique. Lorsque je dis « la médecine ou mieux la pathologie, » je ne sous-entends aucunement la synonymie que vous supposez. C'est apparemment une façon de dire un peu lâchée, comme il arrive assez souvent à ceux qui parlent en écrivant, ou, si vous préférez, qui écrivent comme ils parlent, mais ce n'est point, de ma part, preuve de confusion entre la partie et le tout. Quand je dis la médecine, entendez toujours, je vous prie, le bel et indivisible ensemble qui a pour base la pathologie et pour couronnement la thérapeutique. C'est même là-dessus que je suis à mille lieues de MM. Littré et Robin, et de vous aussi; ce n'est pas sans regret et ce n'est pas non plus sans une certaine inquiétude. Mais qu'attendez-vous de moi? La vérité, n'est-ce pas, telle du moins que je la conçois? Il faut donc que je la dise quoi qu'il puisse en résulter.

Quant à l'anatomie et à la physiologie, que vous rapprochez de la pathologie et de la thérapeutique, je n'en veux pas en médecine : elles se portent trop bien. L'anatomie, qui traite des organes, et la physiologie, qui traite de leurs fonctions, font connaître le sujet de la médecine, le champ où germera cette mauvaise graine que nous appelons la maladie, mais ne sont point partie intégrante de la médecine.

N'allez pas croire, au moins, que j'admette des maladies sans *substratum,* je veux dire sans lésion organique. Je suis aussi organicien que Galien et M. Piorry, et que vous-même. Seulement, dès qu'il y a lésion organique, ce n'est plus l'anatomie et la physiologie, c'est la pathologie, c'est la médecine. Mais, direz-vous, c'est toujours l'anatomie et la physiologie ; seulement c'est l'ana- tomie et la physiologie pathologiques. Oh! que non ; si vous voulez me convaincre, dites-moi en quoi le cancer du sein ren- tre dans l'anatomie et la physiologie du sein. Mais n'anticipons pas ; cette question, qui est la grande question, sera reprise avec tous les développements nécessaires. Pour le moment, il s'agissait seulement de me défendre d'avoir confondu la méde- cine avec la pathologie.

Vous dites, mon cher Fleury, que, pour MM. Littré et Robin, « l'hygiène et la thérapeutique constituent l'art médical ou la médecine, tandis que l'anatomie, la physiologie et la pathologie font partie de la biologie, » et vous ajoutez : « Cette distinction, établie dans l'ensemble des connaissances comprises jadis, et par le vulgaire encore aujourd'hui, sous le nom de médecine, est-elle nécessaire ; certes, vous ne le contesterez pas. » Il m'en coûte de vous dissuader et de m'exposer à vos rigueurs, mais c'est tout le contraire ; je conteste cela très-fort ; je nie cela avec acharnement : je comprends la médecine comme vous dites que la comprend le vulgaire ; je suis là-dessus on ne peut plus vul- gaire, intrépidement vulgaire. Que voulez-vous? j'aurai gagné cela en 1848. Notez bien, s'il vous plaît, que je ne me repens de rien.

Puisque nous sommes là à nous écrire et que le style épisto- laire permet une certaine liberté, comme aussi l'amitié qui existe entre nous autorise la familiarité, souffrez que je vous prenne à partie encore une fois. Lorsque vous passez dans les rues de Bellevue, où vous régnez par les services rendus, le vul- gaire se dit : « Voilà un homme qui connaît les maladies et qui sait les traiter ; c'est un savant et un praticien ; seulement, les deux ne font pas la paire, ils ne font qu'un. » Votre modestie vous porterait à dire que le vulgaire a tort ; moi, je dis qu'il a raison. Si maintenant ce même vulgaire passe du concret à l'abstrait et du médecin à la médecine, il se dira tout naturelle- ment que la médecine est la science qui apprend à connaître les maladies et à les traiter. Aurez-vous le courage de l'en blâ- mer, uniquement pour être agréable à la biologie, qui a bien assez à faire, ma foi, au milieu des immenses populations que lui livrent à l'envi et la terre, et les airs, et les eaux ? Ne voyez- vous donc pas qu'il y a une science de la mort comme il y a une science de la vie ; une science fondamentale omise par Auguste Comte et à laquelle on pourrait donner le nom de *nécro-logie*, par opposition à celui de *biologie*?...

J'avais dit dans ma première leçon : « Non-seulement la médecine est une science, mais elle est deux sciences, et elle est aussi deux arts. De même que la pathologie est la science des faits morbides, la matière médicale est la science des médicaments, et de même que le diagnostic est l'art de connaître et de distinguer les effets morbides, la thérapeutique est l'art d'appliquer les médicaments. » Ce passage, soit dit incidemment, vous convaincra du moins que, dans mes bons moments, je ne confonds pas la pathologie avec la médecine. Mais ce n'est plus de cela qu'il est question, et voici quelle correction ces innocentes lignes m'attirent : « Prenez-y garde, me dites-vous, prenez-y garde, mon cher ami; c'est en réunissant, en confondant ainsi ce qui doit être séparé et distingué que l'on perpétue les disputes de mots, les stériles et fastidieuses logomachies. » Me voilà bien accommodé, et sans doute ce n'est pas sans raison. Voyons cependant, puisque, dans l'état de nos mœurs, il n'est pas si grand criminel auquel on dénie le droit de défense, voyons si je suis le seul à réunir et à confondre ce qui doit être séparé et distingué, et si, par exemple, MM. Littré et Robin, *séparatistes* en principe, n'ont pas été entraînés à se montrer *confusionistes* en fait.

Certes, à l'article *science* de leur compendieux et admirable *Dictionnaire*, ils sont très-absolus : « La médecine est un art, disent-ils; elle n'est point une science et n'en prendra jamais le caractère. » Ils sont pareillement très-catégoriques à l'article *médecine*, où, d'accord avec l'Académie française, ils définissent la médecine « l'*art* qui a pour but la conservation de la santé et la guérison des maladies. » Déjà à l'article *art* ils avaient posé carrément leur doctrine, en disant : « La médecine est un *art*, c'est-à-dire l'emploi de certaines connaissances pour obtenir, non pas une vérité scientifique, mais un résultat pratique. » Voilà donc qui est bien compris : la médecine n'est pas une science; elle est un art, ne sera jamais qu'un art, et ne doit pas ambitionner d'autre titre.

Toutefois, dans le même article *médecine* que j'ai cité en second lieu, les deux auteurs glissent le passage suivant : « La chirurgie étant souvent désignée sous le nom de *pathologie ex-terne*, on donne, par opposition, celui de *pathologie interne*, de médecine proprement dite (remarquez bien, mon cher ami :

MÉDECINE PROPREMENT DITE) à la partie de l'art de guérir qui
ne s'occupe que des maladies qui ont leur siége dans l'intérieur
du corps ou qui sont produites par une cause interne. » Ici, la
MÉDECINE PROPREMENT DITE est définie comme l'entend le vulgaire : la science qui s'occupe des maladies internes, et non
plus l'art qui s'occupe du traitement des maladies. Dans votre
rigoureuse orthodoxie, vous prendrez peut-être cela pour une
contradiction ; moi, je n'y veux voir qu'un retour instinctif, une
réparation involontaire à la vérité. Que dites-vous, d'ailleurs,
de la pathologie (une science!) devenant une partie de l'*art*
de guérir ?

A l'article *pathologie*, ce que vous appelleriez une contradiction est encore bien plus frappant ; voyez plutôt : « *Pathologie
interne ou médicale*. Celle qui s'occupe particulièrement de
combattre les maladies par des moyens tirés de la matière médicale et de l'hygiène. » Ici mes vœux sont dépassés, puisqu'on
prend la pathologie pour la médecine : tout juste la confusion
dont vous m'aviez cru coupable ; mais vous pouvez témoigner
maintenant que je n'en demande pas tant.

Ai-je voulu, mon cher ami, me donner l'absurde et méprisa-
ble plaisir de signaler des inadvertances de la part d'hommes
aussi éminents que MM. Littré et Robin ? J'espère bien que
vous ne me croyez pas capable d'une telle petitesse. Dieu merci,
je suis de ceux qui n'auraient pas vu la calvitie de César. Non ;
je veux seulement vous montrer que de pareils hommes revien-
nent d'eux-mêmes à la vérité, lorsque l'esprit de système les en
a éloignés ; je veux vous montrer qu'en dépit d'eux-mêmes ils ont
été conduits à *réunir et à confondre* ce qui, suivant eux et
suivant vous, doit être *séparé et distingué;* vous me dites,
« ne nous écartons pas de cette définition » (la leur), et je prouve
qu'ils sont les premiers à s'en écarter.

J'ai dit, dans mon discours d'ouverture, que c'est faute d'avoir
distingué la *maladie* de la *lésion*, que l'on a été conduit à
faire de la pathologie un département de la biologie. J'ai ajouté :
« La médecine, ou mieux, la pathologie rentre dans la biologie
par la lésion, par le fait local ; elle échappe à la biologie par la
diathèse, par l'holopathie, par le fait général. » Là-dessus vous
m'interpelez en ces termes : « Qu'est-ce à dire? N'existe-t-il pas
des *lésions locales* et des *lésions générales ?* La *diathèse*,
l'*holopathie* n'est-elle pas une lésion générale, comme la fracture est une lésion locale? Il y a donc deux *pathologies :* une

pathologie locale et biologique, une *pathologie générale et médicale?* Les causes de l'holopathie sont-elles en dehors de l'être organisé, envisagé en lui-même, dans ses ascendants (hérédité) et dans ses rapports avec ses semblables (contagion, etc.), et en dehors du milieu? Où donc sont-elles en ce cas? » Je serais, en effet, bien embarrassé de vous le dire, et je ne me charge pas de trouver la place de quelque chose qui ne serait ni dans l'individu ni dans le milieu. Heureusement je ne suis pas obligé à ce miracle, n'ayant pas à justifier l'énormité que votre question semblerait impliquer. L'holopathie est dans l'individu comme *état* et comme *cause,* comme cause par rapport aux manifestations qui en dépendent; mais elle y est à titre d'étrangère et d'intruse. L'individu qui est en puissance de cancer ne vit pas comme vous et moi (j'aime à le croire); il vit *cancéreusement,* comme dirait excellemment M. Baumès, l'auteur d'un des meilleurs livres de ce temps, le *Précis sur les diathèses.* L'individu en puissance de cancer appartient à la vie tant qu'il n'est pas mort, comme vous dites spirituellement; mais en tant que cancéreux il appartient à la mort. Vous allez encore m'objecter que c'est là un simple mouvement oratoire... soit, nous y reviendrons sous une autre forme.

Mais je m'aperçois que je n'ai pas relevé l'accusation d'avoir confondu la *lésion* et le fait local, comme s'il n'existait pas des *lésions* générales, comme si l'holopathie n'était pas une lésion générale aussi bien qu'une fracture est une lésion locale. Qu'à cela ne tienne; nous appellerons la maladie, la scrofule, par exemple, une *lésion générale;* et la lésion ou le symptôme, ce qu'on appelle l'*acte morbide* à Montpellier, par exemple la kératite scrofuleuse, nous l'appellerons une *lésion locale.* Seulement je ne vois pas trop ce que nous y gagnerons... Pardon nous y gagnerons deux adjectifs; mais n'est-ce pas à ce jeu-là que qui perd gagne, et réciproquement?

Pour ce qui est de faire deux pathologies, une *pathologie locale et biologique* et une *pathologie générale et médicale,* c'est *oui* et *non.*

Oui, il y a deux pathologies, une pathologie locale comprenant l'histoire des lésions et altérations ou organopathies (le sang étant étudié comme un organe), et une pathologie embrassant les faits morbides généraux ou holopathies. Nous appellerons la première *organopathologie;* la seconde, nous ne l'appellerons point *pathologie générale,* afin de ne pas faire confusion avec ce que l'on a appelé ainsi jusqu'à présent et qui est tout autre chose, nous lui donnerons le nom d'*holopathologie*, comme je vois d'ailleurs que vous l'avez appelée de votre propre mouvement.

Non, il n'y a pas une pathologie *biologique* et une pathologie *médicale,* par la raison toute simple qu'il n'y a point de pathologie *biologique,* attendu que si l'organopathologie se réfère à la biologie par le sujet, elle se rattache plus étroitement encore par elle-même à l'holopathologie, comme l'effet ou organopathie se rattache inséparablement à la cause ou holopathie. L'holopathologie commande l'organopathologie, comme l'holopathie commande l'organopathie, et les deux ne font qu'un ; et cette unité, avec la matière médicale et la thérapeutique, c'est la science médicale, c'est la Médecine.

J'ai dit : ... « Quand la mort entre dans la vie, elle y entre avec ses moyens propres... Les diathèses ne sont pas représentées dans le domaine biologique; elles entrent dans la vie sans en être... La maladie, dans ce qu'elle a de plus général, est absolument étrangère à la vie. » Vous répondez (après une semonce à l'endroit des effets oratoires) que les diathèses sont représentées dans le domaine biologique par les êtres vivants diathésiques ; que la maladie est hostile, ce qui est, en effet, de la dernière évidence, mais nullement étrangère à la vie. A quoi je me permets de répliquer que le tubercule et le cancer, par exemple, sont aussi étrangers à la vie qu'un certain grain de plomb que j'ai dans la tempe gauche, et que je dois à l'extrême vivacité d'un ami d'enfance, est étranger à mon organisme. D'où il suit que, anatomiquement et physiologiquement, par le produit étiologique qui les caractérise matériellement, et par la marche, par l'évolution qui leur est propre, et qui en fait des actes individuels tranchés, les holopathies, les diathèses surtout, sont des phénomènes spéciaux et distincts, particuliers aux êtres vivants, mais pourtant étrangers aux actes réglés et coordonnés qui constituent la vie proprement dite. J'ose affirmer qu'il n'était venu à personne, en dehors des esprits asservis à la discipline positiviste, l'idée vraiment surprenante de faire entrer la notion de maladie dans la définition de la vie. Je sais bien qu'un *humouriste* a défini la vie elle-même « une maladie chronique se terminant nécessairement par la mort ; » mais cette définition folâtre n'a pas encore pris place dans la science.

Une supposition contre laquelle je ne puis me défendre, parce

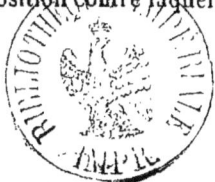

2

que je m'évertue en vain à la comprendre, est celle que vous formulez ainsi : « Je crains que vous n'ayez confondu la *biologie* et la *physiologie*... malgré l'avertissement de MM. Littré et Robin... » Il faut avouer, mon cher ami, que j'y aurais mis bien de la bonne volonté...

Mais passons, et finissons-en avec les escarmouches. Il y a une question, une seule au fond de ce débat. C'est sur ce point, dans cet espace étroit, que nous allons combattre. *Tue ou meurs*, comme dit Hatto dans l'œuvre colossale de notre grand Hugo. Seulement, si vous mourez, ce qui va probablement vous arriver, que ce soit en tant qu'organopathiste, et pour faire amende honorable devant la vraie Médecine, devant la Médecine holopathique, ne vous déplaise.

Vous admettez, avec MM. Littré et Robin, avec les positivistes, biologistes, organopathistes et synorganopathistes, que l'anatomie et la physiologie pathologiques suffisent à rendre compte des maladies, que les maladies sont des lésions d'organes et des troubles fonctionnels correspondants; et, comme l'anatomie et la physiologie pathologiques sont, avant tout, l'anatomie et la physiologie, sciences biologiques, vous rattachez tout naturellement la pathologie, science des maladies, à la biologie, quitte à reléguer la Médecine dans les antichambres. Mais il vaut bien mieux vous laisser parler; vous ne vous plaindrez pas, j'imagine, que ce soit par l'organe de MM. Littré et Robin. Ils disent : « La maladie est-elle quelque chose d'existant en soi et de surajouté à l'organisme? ou bien n'est-ce simplement qu'une perturbation des forces mêmes qui le régissent, des fonctions qu'il accomplit? La notion de la maladie, telle qu'elle était venue par tradition, et indépendamment de la connaissance des lésions anatomiques, tenait les esprits dans la première de ces deux conceptions. Ce fut Broussais qui eut la gloire de faire prévaloir la seconde..... Maintenant il est avéré que la pathologie est, en effet, *physiologique*, pour nous servir du langage de Broussais et mettre, comme lui, la question sur le vrai terrain, et que *les maladies ne sont pas autre chose que des fonctions troublées.* » (*Dictionnaire de Nysten*, 11ᵉ édition, p. 692.)

Voilà le grand mot; voilà le premier et le dernier mot de l'organopathisme et de la *topo-iatrie*. Tout est là : *les maladies sont des fonctions troublées.* Voilà ce que d'illustres savants osent écrire! Il est donc bien vrai que ni l'immense savoir, ni le talent, ni même le génie, ne suffisent à donner le vrai sens médical, et qu'il y faut indispensablement la vue et le maniement des malades, la lutte du jour et de la nuit contre la mort! Quoi! chez un varioleux, il n'y aurait que des fonctions troublées! pareillement chez un cancéreux, chez un tuberculeux, chez un syphilitique! Et la simple position de cette question ne vous fait pas reculer, mon cher Fleury? La variole ne serait autre chose qu'un trouble de la calorification et de la circulation (fièvre), de la sensibilité (céphalalgie, douleur lombaire), des fonctions gastriques (vomissements), etc., plus une inflammation pustuleuse de la peau, une dermite pustuleuse! Il y aurait de tout dans la variole, excepté la variole! C'est ainsi que l'entend le très-catégorique professeur Piorry, qui admet une variosémie, une vario-dermite, une vario-pharyngite, etc., etc., et qui n'admet pas que la variole existe en tant qu'individualité morbide, et qui ne voit pas que l'individualité, l'unité audacieusement niée se reconstitue en dépit de lui-même, sous sa plume, à chaque effort qu'il tente pour la démembrer et l'émietter! Oh! l'étrange chose! voilà une maladie d'une physionomie affreusement tranchée, ayant une évolution propre, caractéristique, une maladie dont rien ne pourrait donner l'idée dans tout ce qu'on sait des fonctions du corps humain, et cette maladie ne serait qu'un trouble de ces fonctions! Appliquez donc, je vous prie, la formule pathologico-physiologique de votre école à la syphilis, et prouvez-moi que cette infection, dont l'évolution est également si particulière, si individuelle, n'est aussi qu'un trouble des fonctions. Faites-en autant pour le cancer, pour le tubercule, pour l'herpétisme, dont vous vous amusez dans votre substantiel *Traité d'hydrothérapie*, et qui malheureusement ne s'en porte pas plus mal, tout en faisant que beaucoup de gens ne s'en portent pas mieux... Non, les maladies ne sont pas des *fonctions troublées;* ce sont des *fonctions nouvelles*, des *fonctions pathologiques* qui troublent plus ou moins les *fonctions physiologiques;* et c'est ainsi qu'elles forment une science distincte; c'est ainsi déjà que la pathologie échappe à la biologie.

Mais, direz-vous, ces *fonctions morbides* s'accomplissent dans le corps vivant, qui est propriété biologique. Sans doute; mais il ne s'ensuit pas que la science de la maladie et de la mort doive être confondue avec la science de la vie, pas plus que la chimie, qui étudie les mêmes corps que la physique, mais d'un point de vue particulier, ne doit être confondue avec la physique.

Mais ce n'est pas seulement parce que l'évolution donne aux

holopathies un caractère individuel et tranché, qu'elles échappent légitimement à la biologie pour former la matière d'une science distincte. C'est aussi, comme je l'ai dit, et je ne saurais trop le redire, parce que la matière holopathique, le virus, le miasme, le levain, le ferment, le *quid infandum*, n'est pas représenté en biologie. L'inflammation y est représentée par l'irritabilité, puisque le premier phénomène de l'inflammation est un phénomène d'irritabilité s'exprimant par le resserrement des vaisseaux. Mais ce qui est au-dessus de l'inflammation et avant l'inflammation, quand elle est holopathique, le connaissez-vous en biologie? Le miasme de la fièvre typhoïde, le ferment de la rougeole, celui même de la syphilis, les trouvez-vous dans le domaine biologique? Y a-t-il, dans un être vivant quelconque, une humeur, un produit quelconque qui rende compte, par une altération quantitative ou qualitative quelconque, de la naissance de ces ferments ou poisons morbides? Non, n'est-ce pas? Et vous trouvez que je fais de la rhétorique quand je dis qu'ils entrent dans la vie sans en être!

Relativement au ferment de la syphilis, vous vous donnez, mon cher ami, trop facilement raison contre moi en disant qu'on ne l'a que trop vu et trop touché. Détrompez-vous si vous l'avez dit sérieusement. Ce qu'on a trop vu et trop touché, ce n'est pas le virus, c'est le pus virulent, ce qui est bien différent. On a isolé, on a vu et touché le principe du venin de la vipère, et on lui a donné le nom même du détestable ophidien (échidnine); mais personne n'a vu, personne n'a touché le virus syphilitique, et ni le microscope, ni l'analyse chimique ne fournissent le moyen de distinguer le pus syphilitique du simple pus phlegmoneux. C'est que, effectivement, en matière d'holopathie, la raison cartésienne prévaut sur l'expériment baconien. En médecine holopathique, Bacon n'est et ne peut être que le manœuvre. A lui de réunir les matériaux de l'exploration rationnelle et de la détermination diagnostique véritablement médicale (car ce qu'on appelle aujourd'hui le diagnostic médical, c'est plutôt une façon de diagnostic topique et chirurgical). A la raison la mission autrement délicate de poser sur le *substratum* expérimental et de gravir l'invisible échelle qui remonte des effets à la cause, des manifestations au principe, de la lésion ou des lésions à la maladie.

En résumé, ma première conclusion, relative à l'autonomie de la médecine, demeure inviolablement : La pathologie comprend des faits qui ont un caractère particulier, individuel et distinct ; des faits qui ont qualité de fonctions morbides ; donc elle doit être considérée comme existant distinctement, et l'on ne saurait légitimement la faire rentrer dans la biologie. Avec le diagnostic d'une part, la matière médicale et la thérapeutique de l'autre, elle constitue ce majestueux ensemble formé de deux sciences et de deux arts, qui est la MÉDECINE, science indépendante, autonome, ne relevant que d'elle-même.

Mon discours d'ouverture était divisé en deux parties, l'une consacrée à la démonstration de l'autonomie de la médecine, l'autre dans laquelle je m'efforçais de définir la doctrine holopathique. Vous avez naturellement divisé de même votre critique. Je n'ai encore répondu qu'à la première partie de vos remarques ; si je n'ai pas lassé votre attention, si vous ne craignez pas que je lasse celle de vos lecteurs, je vais répondre à la seconde.

Vous vous demandez ce que c'est que l'holopathie, et vous dites : « C'est une diathèse, c'est une prédisposition morbide, c'est une maladie générale ; mais ce n'est pas un être abstrait, une espèce d'âme pathologique. » D'accord, si ce n'est pourtant que je n'aime pas ce nom de prédisposition morbide, attendu qu'il exprime ce qui pourrait être, et non pas ce qui est. La diathèse, l'holopathie n'est pas une prédisposition, c'est un *état*. L'individu qui a la goutte en puissance n'est pas prédisposé à la goutte, il l'a ; seulement il ne la manifeste pas. Vous voyez que je ne suis pas suspect de *mytho-pathologie*, et que le spiritualisme médical, le mysticisme médical, à plus forte raison le catholicisme médical, ne sont pas mon fait.

Après vous être demandé ce que c'était que l'holopathie, vous vous demandez naturellement ce que c'est que l'holopathologie, et vous répondez : « C'est l'étude des affections, des maladies, des *lésions générales*, des diathèses ; c'est une section *bien connue* de toutes les *nosographies*, de toutes les *nosologies*. » Soit ; mais cette section *bien connue* est en même temps bien incomplète ou même bien misérable. Je n'ai pas la prétention de découvrir la Méditerranée et d'apprendre au monde qu'il existe des lésions générales. Je dis qu'à part un petit nombre d'affections morbides véritablement idiopathiques et locales, toutes les affections ressortissent à un *état morbide général* ; et, en disant cela, je dis le contraire de ce que professe l'École de Paris, vouée au culte des faits locaux et des épisodes morbides, école illustre assurément et pourtant frappée d'infériorité à cause de l'étroitesse de son point de vue. Tel, un grand historien contemporain, prodigieux dans la minutieuse étude et dans l'exposition merveilleusement précise et abondante des faits particuliers, se voit néanmoins relégué, par la nature strictement expérimentale de son esprit, au-dessous des régions où fleurit la philosophie de l'histoire.

La doctrine holopathique, mon cher Fleury (permettez-moi de lui donner un nom comme si elle était constituée, comme si elle avait droit de domicile ; c'est pour abréger), loin de se contenter de la place qu'on lui a faite dans une section de la nosographie et que vous voulez bien lui conserver, aurait la prétention de faire une nosographie à son image, où les faits particuliers, au lieu de primer les faits généraux, seraient contenus dans de justes limites et subordonnés comme de raison, et où tout serait remis en place, si bien que la pyramide, qui, pour le moment, se tient en équilibre sur le sommet, se retrouverait enfin sur sa base.

La doctrine holopathique aspire à jeter un pont par-dessus le flot débordé des petits faits et des petites expériences, à la grande confusion des petits Bacons, afin que vous et moi nous puissions passer à pied sec sur cet océan sans profondeur, où l'on ne saurait se noyer, mais où l'on entre jusqu'à mi-jambe dans une eau sanieuse qui pue l'amphithéâtre.

La doctrine holopathique pratique la philosophie promulguée, mais non suivie par Barthez qui, bien au contraire, s'est étudié à se contredire en donnant des impulsions, des habitudes, des mœurs, que sais-je ? à ce même principe vital qu'il dit être une simple formule logique. En d'autres termes, la doctrine holopathique *professe un scepticisme absolu sur la cause de la vie.* Elle va plus loin, et écarte l'idée de vie, autant que possible, pour ne voir que l'organisme vivant. Car elle est essentiellement organiciste. Seulement, elle admet qu'il y a un grand organicisme, celui qui voit la maladie dans le tout et la manifestation dans la partie, et un petit organicisme, celui qui, croyant avoir rempli tous ses devoirs en réservant une place vaille que vaille dans le cadre nosologique à l'ordre des lésions générales, part de là pour s'absorber en toute tranquillité de conscience dans la contemplation des faits locaux : *micro* ou *topo-organicisme* qui engendre la *topo-iatrie*, médecine locale, médecine mutilée, médecine néfaste.

Considérant que le solide vivant n'est que le sang solidifié, comme le sang n'est que le solide vivant liquéfié ; que tout vient du sang et que tout y revient, la doctrine holopathique ne fait profession ni d'humorisme ni de solidisme, et abandonne aux érudits cette friperie de la scolastique médicale. Elle voit bien et elle admet assurément que, souvent, la cause morbide pénètre dans le sang et par le sang ; mais elle sait que tout aussitôt le solide est touché et influencé, et ne tient pas compte de ce rapide instant où la pensée conçoit que la cause morbide n'est encore que dans le sang. Elle étudie les altérations des liquides comme les lésions des solides, mais, dans la considération des grands faits morbides, je veux dire des faits morbides généraux, des diathèses surtout, elle ne sépare pas les liquides des solides ; elle voit l'organisme, l'unité organisme, l'organisme tout entier. Par exemple, elle ne se demande pas si la scrofule est dans les humeurs ou dans les solides ; elle la voit partout, en tant que maladie, et dans les points où le vice se manifeste, en tant que lésion.

Mais si la doctrine holopathique voit la maladie dans l'organisme, vous savez qu'elle abstrait la maladie, sans pour cela en faire *une sorte d'âme* ni une sorte de corps. Elle l'abstrait comme on abstrait la digestion, par exemple, en tant que phénomène, en tant que fonction, et voyant dans ce phénomène, dans cette fonction, une marche, une évolution, des caractères qui ne permettent de la confondre avec aucune fonction de la vie, elle lui accorde une autonomie dont elle se sert pour établir l'autonomie de la médecine.

En somme, la doctrine holopathique n'est ni vitaliste, ni spiritualiste, ni théocratique, ni humoriste, ni solidiste, ni biologiste, et c'est pourquoi elle est elle-même : une doctrine qui restitue aux faits généraux toute leur importance et réduit les faits locaux à leur juste valeur ; une doctrine qui subordonne le *contingent* ou la lésion au *nécessaire* ou la maladie ; une doctrine qui voit la maladie jusque dans la santé, parce que la maladie existe sous deux états, en puissance et en acte, et qu'en puissance elle ne trouble pas les fonctions, ce qui déjà suffirait à prouver que la maladie ne saurait être définie un trouble des fonctions ; une doctrine qui, par la contemplation des faits généraux, lesquels n'ont, le plus souvent, qu'une part minime de leur existence dans l'être particulier, s'élève à la considération des maladies dans l'espèce au lieu de se restreindre à l'étroite considération de la maladie dans l'individu ; comme elle s'élève, avec le savant et infatigable docteur Boudin, à la considération des maladies de l'homme à la surface du globe au lieu de se borner à la considération de ces maladies dans une contrée, la pathologie de l'espèce ou anthropo-pathologie générale et la géographie médicale étant correspondantes et inséparables ; comme elle s'efforce, enfin, de s'élever, par la *bio-pathologie,* à une vue universelle de la maladie dans tout ce qui vit.

Vous voyez, mon cher Fleury, que je ne mets pas mon drapeau dans ma poche. Ma conviction est profonde ; voilà quinze ans qu'elle mûrit. Et il me faut, en effet, une forte croyance, une foi, pour que je me hasarde dans une lutte scientifique avec vous. Frappez, cher ami ; je ferai de mon mieux pour vous le rendre. Chacun pour soi et la vérité pour tous. Quoi qu'il arrive, après, comme avant et pendant, considération pour le talent et amitié pour l'homme, de la part de votre dévoué et irréconciliable.

MARCHAL (de Calvi).

Réplique de M. Fleury.

Mon cher Marchal,

Je savais bien à quoi je m'exposais en m'attaquant à vous ; aussi mon modeste plan de campagne a-t-il été arrêté à l'avance. Non ; je ne vous suivrai ni ne vous combattrai sur le terrain de l'esprit, de la verve, de ce talent d'argumentation qui eût fait de vous l'émule des plus habiles avocats, si vous n'eussiez préféré devenir celui des plus spirituels biologistes. A vous les brillantes passes-d'armes de l'imagination et de la métaphysique transcendantale. Je ne puis et ne veux vous opposer que les maussades ripostes de la logique et de l'observation. Mettez-vous bien en garde toutefois, car si elles sont moins agréables à l'œil, elles sont peut-être plus dangereuses au corps.

§ I. — Vous écrivez : « *Pour comprendre ce que dit un homme et en juger, il faut se mettre à son point de vue.* » Donc, pour comprendre et juger ce qu'ont dit MM. Littré et Robin *dans leur article* MÉDECINE, auquel vous vous en référiez, il fallait *vous mettre à leur point de vue.* Or, c'est précisément ce que vous n'avez pas fait et ce que j'ai fait, moi, en me mettant non à votre point de vue à vous, mais au point de vue des auteurs que vous aviez cités.

Pour vous justifier, vous voulez me montrer maintenant que MM. Littré et Robin sont au moins aussi « *confusionnistes* » que vous ; vous y réussissez en opposant les uns aux autres leurs articles *Science, Art, Médecine, Pathologie,* etc., et vous ajoutez : « *Dans votre rigoureuse orthodoxie, vous prendrez peut-être cela pour une contradiction ; moi, je n'y veux voir qu'un retour instinctif, une réparation involontaire à la vérité.* » — Oui, certes, je prends cela pour une regrettable *contradic-*

tion, et je suis convaincu que MM. Littré et Robin préféreront ma rigoureuse sévérité à votre généreuse indulgence !

Mais si la contradiction existe dans le *Dictionnaire de Nysten*, soyez sûr qu'elle n'existe pas dans l'esprit de MM. Littré et Robin. J'en appelle sans crainte à leur témoignage.

§ II.— « *A mon point de vue*, dites-vous, *la pathologie est inséparable de la médecine.* » — Soit ; cependant ces deux choses sont non-seulement *séparables*, mais encore sont-elles fréquemment, trop fréquemment, *séparées*. Les docteurs noirs, les empiriques, rebouteurs, charlatans, etc., font de la *médecine*, et une médecine très-séparée de la pathologie. Pour moi, comme pour vous, la médecine, c'est-à-dire la thérapeutique, est un *art* qui devrait toujours découler des *sciences* biologiques (anatomie, physiologie, pathologie, etc.), et être avec elles dans un rapport intime ; mais vous êtes obligé de reconnaître, comme moi, qu'elle est trop souvent un art indépendant, autonome ; un art fantaisiste sans liaison calculée avec les éléments générateurs. — Sans compter que nous faisons parfois, vous et moi, de la thérapeutique empirique autorisée par l'observation et l'expérimentation, justifiée par le succès, mais nullement expliquée par la pathologie. — Ne peut-on pas, d'ailleurs, fort bien connaître les causes, les symptômes, la marche, les complications, les terminaisons d'une maladie, et ne pas savoir la traiter ? Ne connaissez-vous point de très-éminents *pathologistes* qui sont, ou qui ne seraient, que de très-détestables *médecins* ?

§ III. — Vous ne voulez pas de l'anatomie et de la physiologie en Médecine, « *parce qu'elles se portent trop bien!* » — Encore trop d'esprit ! — Vous dites : « *L'anatomie et la physiologie font connaître le sujet de la Médecine, le champ où germera cette mauvaise graine que nous appelons la maladie, mais ne sont point partie intégrante de la Médecine.* » — Que penseriez-vous d'un agriculteur qui, au temps des semailles, se préoccuperait exclusivement des qualités du grain et ne tiendrait nul compte des qualités du sol ?

Vous ne voulez pas de l'anatomie et de la physiologie en Médecine ! — Vous vous calomniez outrageusement, mon cher Marchal. Effacez bien vite cette phrase malheureuse, et faites des vœux pour qu'elle s'efface de la mémoire de nos lecteurs.

Vous voulez étudier la pathogénie des maladies générales, des *holopathies*, du tubercule, du cancer, etc., sans faire intervenir l'anatomie, l'histologie, l'anatomie pathologique? sans faire intervenir la physiologie, c'est-à-dire la circulation capillaire, l'absorption, la nutrition, les sécrétions, les excrétions? sans tenir compte des troubles subis par les fonctions (physiologie pathologique)? —Vous repoussez de la thérapeutique la physiologie, c'est-à-dire que vous repoussez le traitement par les fonctions, le traitement alimentaire, le traitement moral, la gymnastique, l'hydrothérapie, ce puissant agent *holothérapeutique*. Vous repoussez les médications antiphlogistique, altérante, vomitive, purgative, sudorifique, diurétique, etc., qui n'agissent qu'en modifiant la texture des organes, qu'en perturbant les fonctions; vous repoussez la thérapeutique tout entière, ou du moins vous la réduisez à une seule médication : la médication *antidotique*.

Vous accordez à la *physiologie pathologique* l'inflammation. Mais prenez garde; en me plaçant à votre point de vue, je vous trouve encore trop généreux. Et le *pus?* Il est non moins étranger à l'organisme (toujours à votre point de vue) que le tubercule et le « cancer du sein. » Je vous restitue donc une bonne partie de l'inflammation (toujours à votre point de vue), mais je vous demande les *congestions*, les *flux*, les *hydropisies*, la *glycosurie*, l'*albuminurie*, la plus grande partie des *hémorragies*, etc., etc., etc. . . . .

Vous ne voulez pas de l'anatomie et de la physiologie en Médecine! — « *Rayez*, » à votre tour, mon cher ami, rayez bien vite !

§ IV. — « *L'holopathie*, dites-vous, *est dans l'individu comme état et comme cause; mais elle y est à titre d'étrangère, d'intruse; l'individu qui est en puissance de cancer ne vit pas comme vous et moi; il vit cancéreusement.* » — Soit; mais IL VIT, et le cancer VIT DE SA VIE; il n'y est pas à titre de corps étranger, venu tout formé de l'extérieur, et implanté dans l'organisme sans avoir avec celui-ci d'autres rapports que ceux de contact. Donc l'histoire du cancer vivant appartient à l'histoire de l'homme vivant malade, c'est-à-dire à cette branche de la *Biologie* qui porte le nom de *Pathologie*.

Quant à la NÉCROLOGIE, dont vous appelez l'avénement, elle existe; elle apparaît tous les jours dans les amphithéâtres de nos hôpitaux; c'est l'étude sur *l'homme mort du* CANCER MORT.

§ V. — Vous distinguez une *organopathologie* comprenant l'histoire des *organopathies*, « *le sang étant étudié comme un organe* » (et aussi le système nerveux, je suppose), et une *holopathologie* « *embrassant les faits morbides généraux.* » Mais où donc placez-vous vos *faits morbides généraux*, s'ils ne sont ni dans les organes, ni dans le sang, ni dans le système nerveux ? Dans *l'ensemble?* Mais depuis quand le tout n'est-il pas formé par les parties ?

« *N'allez pas croire*, dites-vous, *que j'admette des maladies sans lésion.* » — Mais où donc résident les *lésions* dont s'occupe l'holopathologie? — Vous voici, mon cher ami, acculé à l'AME PATHOLOGIQUE dont je ne voulais pas consentir à vous rendre l'éditeur responsable.

§ VI. — « *Le tubercule et le cancer sont aussi étrangers à la vie qu'un certain grain de plomb que j'ai dans la tempe gauche, et que je dois à l'extrême vivacité d'un ami d'enfance.* » — Mais le tubercule et le cancer ne sont tubercule et cancer que *parce qu'ils se sont développés dans un organisme* VIVANT; parce qu'ils résultent d'une *vitalité morbide;* parce qu'ils troublent et compromettent la *vie.* Le grain de plomb lui-même, ce grain de plomb que vous portez dans votre tempe gauche, était étranger à votre organisme lorsqu'il résidait dans le canon du fusil de votre ami d'enfance; mais depuis qu'il est logé dans votre tempe gauche, il n'est plus étranger à votre organisme, car celui-ci, qui n'est pas intervenu pour expulser le susdit grain de plomb, est intervenu très-probablement pour préserver vos tissus des accidents produits par la présence d'un corps étranger.

§ VII. — Les esprits « *asservis à la discipline positiviste* » ne font pas « *entrer la maladie dans la définition de la vie;* » mais ils considèrent la *santé* et la *maladie* comme les deux *modalités de la vie.*

§ VIII.—Vous croyez *me tuer,* — et avec moi tous les positivistes, biologistes, organopathistes, synorganopathistes, ce qui me ferait mourir en assez bonne compagnie, — en m'opposant les *virus, miasmes, ferments, levains,* sans compter le *quid' infandum!* Mais, mon cher ami, tous ces éléments morbigènes *se forment dans l'organisme vivant* ou *pénètrent de l'extérieur dans l'organisme vivant.* — Vous avouez qu'on ne saurait trouver la place de quelque chose en dehors de l'individu et du milieu. — Eh bien, la *Biologie* est précisément l'étude de l'homme vivant sain (*Hygiologie*), ou malade (*Pathologie*), considéré en lui-même et dans ses rapports avec les milieux.

Pour vous être agréable, j'avais fait de l'*Holopathologie* un chapitre de la Pathologie : celui qui comprend l'étude des *maladies générales,* des *holopathies;* et voici que vous n'en faites plus qu'un paragraphe : celui des *maladies virulentes et miasmatiques!*

Mon cher Marchal, je vous connais assez pour savoir qu'entre nous il n'y a qu'une dispute de mots, mais prenez garde que certaines gens n'abusent de vos paroles, et ne vous enrôlent malgré vous dans l'un ou l'autre, ou peut-être dans les uns et les autres, des partis que vous répudiez avec tant d'énergie.

Je dis qu'entre nous il n'y a qu'une question de mots, qu'une question de plus ou de moins, et c'est vous qui allez en fournir la preuve. — Vous dites :

« *Après vous être demandé* (c'est de moi qu'il s'agit) *ce que c'est que l'holopathie, vous vous demandez naturellement ce que c'est que l'holopathologie, et vous répondez :*

« C'est l'étude des affections, des maladies, des lésions *géné-* « *rales,* des diathèses; c'est une section bien connue de toutes « les nosographies, de toutes les nosologies. »

« SOIT ; *mais cette section* « bien connue » *est en même temps bien incomplète ou même bien misérable. Je n'ai pas la prétention de découvrir la Méditerranée et d'apprendre au monde qu'il existe des lésions générales. Je dis qu'à part un petit nombre* (combien?) *d'affections morbides véritablement idiopathiques et locales, toutes les affections ressortissent à un état morbide général.* »

SOIT, dirai-je à mon tour, toutes réserves faites en faveur de l'*École de Paris,* envers laquelle vous vous montrez profondément injuste et ingrat; de l'École de Paris, à laquelle vous devez tout ce que vous savez de vrai, de réel, de pratique, de positif touchant les affections générales; de l'École de Paris qui, toute *positiviste* qu'elle est, n'en est pas moins *synthétique, philo-*

sophique, et voire même *holopathologique;* de l'École de Paris, qui ne *sépare pas les liquides des solides* et qui possède parfaitement la notion de « *l'organisme*, » de « *l'unité organisme*, » de « *l'organisme tout entier;* » de l'École de Paris, dont le *positivisme* professe, précisément comme vous, « *un scepticisme absolu sur la cause de la vie* » et « *s'écarte de l'idée de vie pour ne voir que l'organisme vivant;* » de l'École biologique de Paris, enfin, aux doctrines de laquelle notre confrère Boudin rend hommage, lorsqu'il étudie et rattache l'une à l'autre, « *l'anthropo-pathologie générale* » et la *géographie médicale,* » c'est-à-dire lorsqu'il étudie l'espèce humaine considérée en elle-même et dans ses rapports avec les milieux.

Permettez-moi de vous le dire, mon cher ami, vous glissez sur une pente dangereuse ; et ce n'est point l'holopathologie qui me sépare de vous. Mais vous ne vous contentez pas du *pus virulent;* vous voulez le *virus lui-même;* vous voulez le *levain,* le *ferment,* le *miasme.* — Vous voulez gagner le prix Bréant!!... et ceci ne vous satisfait pas encore ! vous voulez le *quid infandum,* le *quid divinum !!*

Vous cherchez encore ce que je ne cherche plus — grand ambitieux que vous êtes — et je crains fort que, contrairement aux promesses de l'Écriture, vous ne trouviez pas.

Or, chercher l'introuvable est un jeu fatal, même aux esprits les plus élevés et les plus robustes. Bacon sans Descartes est encore et toujours le vrai, le réel, l'exact; Descartes sans Bacon est parfois l'hypothèse heureuse et féconde, mais fort souvent le faux, le fictif, l'erroné.

L'École de Paris vous place avec joie au rang de ses enfants; ne reniez pas votre mère ; soyez holopathologiste et médecin, mais soyez aussi anatomiste, physiologiste, biologiste et positiviste , si vous ne voulez pas être entraîné vers le *vitalisme,* le *spiritualisme,* le *théocratisme,* le *fantaisisme,* le *mysticisme,* le *catholicisme médical* , vers toutes ces choses qui « *ne sont pas votre fait,* » mais qui finiraient un jour par vous absorber malgré vous. Les exemples illustres de ces cataclysmes, frappant les intelligences les plus hautes et les plus fermes, ne sont que trop fréquents.

Melius est, quoi qu'on die, *sistere gradum, quam progredi per tenebras.*

Ai-je péri sous vos coups? — Je ne le crois pas ; je *vis ma-
ladivement* depuis plusieurs mois, *mais je vis*, et mes *fonctions troublées* me permettent encore de vous tendre une
main loyale et affectueuse. — Le tout sans préjudice des bonnes
causeries que vous me promettez à l'ombre de mon peuplier
chlorotique... que je vais essayer de guérir en versant de l'eau
ferrée dans le sol où ses racines puisent, du même coup, la vie
et la maladie.

Louis Fleury.

CONCLUSION

PAR M. MARCHAL (DE CALVI).

Je n'ai point répondu, dans le journal de M. Fleury, à cette
seconde lettre, très-remarquable étant admis le point de vue, et
je n'y répondrai pas ici, hors de la portée de mon savant contra-
dicteur et ami. Je veux seulement reproduire, sous forme de
propositions, et très-brièvement, mon opinion sur l'autonomie
de la médecine.

I. De ce que les maladies vivent de la vie du sujet, elles n'ont
pas moins une existence propre et distincte. En effet : 1° Elles
s'engendrent par elles-mêmes ; car ce qu'on appelle hérédité, en
pathologie, n'est autre chose qu'une véritable génération, la
goutte naissant de la goutte, l'herpétisme de l'herpétisme, le
cancer du cancer, etc.; 2° elles ont une évolution propre. Où
trouver, dans l'état physiologique, une fonction qui donne l'idée
de l'évolution de la variole, de la fièvre typhoïde, de la phymie, etc.?
L'inflammation elle-même, par son évolution, est une fonction
distincte de toutes les fonctions physiologiques. Donc les maladies sont des faits distincts au milieu des faits vitaux, des
fonctions distinctes au milieu des fonctions vitales.

II. Si l'on considère les maladies dans le sujet *inséparable-*

ment, on ne peut les considérer que dans le sujet *vivant*, et alors évidemment la science des maladies (pathologie) rentre dans la science de la vie (biologie). Mais le sujet vivant ne fait que ressentir et exprimer les maladies ; il est malade, il n'est pas les maladies, lesquelles, comme on vient de le voir, existent en tant que faits distincts. Or, pour bien posséder une classe de faits distincts, il faut les étudier distinctement ou en eux-mêmes. Donc les maladies doivent être étudiées dans le sujet vivant, mais distinctement ou en elles-mêmes. Donc la pathologie ou histoire des maladies ne rentre pas dans la biologie, ou, si l'on veut, elle s'en sépare, pour constituer la base d'une autre science, qui est la médecine, science distincte ou autonome parce que la pathologie, qui en est la base, est essentiellement distincte ou autonome.

III. Il est contraire à la raison de séparer la thérapeutique, regardée comme un art, de la pathologie, rattachée à la biologie et regardée comme une science, par ce motif bien évident et bien simple que les faits thérapeutiques sont eux-mêmes le plus souvent des faits d'ordre pathologique ; exemple : l'hyposthénie produite par les antimoniaux ; la supersécrétion bilioso-muqueuse produite par les purgatifs, etc., etc. Donc la thérapeutique et la pathologie sont inséparables, et la médecine doit être définie : la science qui apprend à connaître les maladies et à les traiter.

Je me borne à ces propositions que j'extrais d'une série ou corps de propositions dans lesquelles je me suis efforcé d'exposer brièvement un certain ensemble d'idées sur la pathologie ; série ou corps de propositions que je publierai après les avoir soumises à plus ample méditation. Celles qui précèdent suffisent à établir définitivement l'autonomie, et, si je puis dire, l'état civil de la médecine.

Quant à savoir ce qu'est ou ce que voudrait être la *Doctrine holopathique*, je renvoie aux pages 22 et 23 de cette brochure, et, pour le surplus, on verra bientôt.

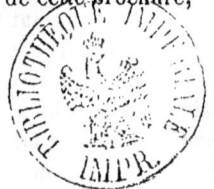

Paris. — Imprimerie de W. REMQUET et Cie, rue Garancière, n° 5.

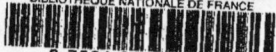